FRAGMENS

DE

THÉRAPEUTIQUE

ET DE

MÉDECINE PRATIQUE,

PAR

LE DOCTEUR GIBERT,

MÉDECIN DE L'HÔPITAL SAINT-LOUIS,

Professeur agrégé de la Faculté de Paris, Membre de la Société de médecine du département de la Seine,

Secrétaire général honoraire de l'Association des médecins de Paris.

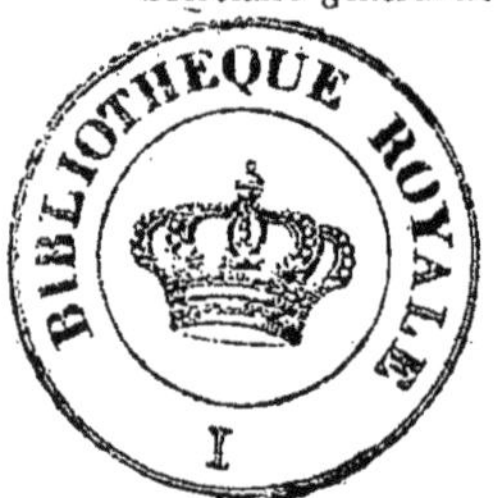

« Le médecin doit avant tout s'occuper de
» guérir le malade. »

(HIPPOCRATE.)

« *Ars medica tota est id quod est propter*
» *therapeuticen.* »

(RENOUARD, *Histoire de la médecine.*)

PARIS,

TYPOGRAPHIE FÉLIX MALTESTE ET Cᵉ,

RUE DES DEUX-PORTES-SAINT-SAUVEUR, 18.

1846.

A MESSIEURS LES MEMBRES

DE L'ACADÉMIE ROYALE DE MÉDECINE.

Présenté plusieurs fois comme candidat par la section de *pathologie interne*, je viens cette fois solliciter en *thérapeutique* une candidature qui s'appuie sur des travaux académiques et cliniques dont le résumé est soumis dans cet opuscule à la bienveillante attention de Messieurs les Académiciens.

Paris, 10 août 1846.

GIBERT.

FRAGMENS

DE

THÉRAPEUTIQUE

ET

TITRES ACADÉMIQUES.

Dès l'an 1826, il y a par conséquent vingt ans, quelques travaux thérapeutiques soumis à l'Académie m'avaient valu des rapports favorables de M. M. Husson et Andral, et l'honneur d'être ballotté avec un candidat qui ne l'emporta sur moi que par l'âge, à l'occasion de la formation d'une liste de trois candidats pour la nomination à une place vacante de menbre adjoint.

Détourné depuis par des travaux de concours, d'enseignement, de littérature médicale (1), j'ai laissé s'écouler un long espace de temps avant de renouveler une demande que je suis venu reproduire en 1841.

Depuis lors, présenté trois fois sur la liste des candidats dressée par la section de pathologie médicale, j'ai été deux fois mis au second rang sur cette liste,

---

(1) J'ai été pendant plusieurs années rédacteur co-propriétaire de la *Revue médicale*, et je suis encore aujourd'hui collaborateur de ce recueil mensuel. (Voir à la fin la liste de mes titres et travaux.)

et les candidats placés au-dessus de moi, ayant été élus successivement, je reste en première ligne parmi les candidats, d'après l'ordre fixé par la section dans les trois élections précédentes.

I. — *Remarques et observations relatives à l'usage de la saignée générale et locale.* (Extrait du rapport académique de M. Husson, en 1826.)

« L'auteur de ce Mémoire (1), a réuni quelques faits intéressans suivis de réflexions très judicieuses qui tendent à établir que la saignée locale est généralement préférable à la saignée générale dans les phlegmasies des membranes. Il rappelle que Bichat avait déjà émis cette opinion, et l'appuie sur des résultats fournis par l'expérience. Il rapporte notamment l'observation d'un jeune homme atteint de pleurésie, chez lequel cinq copieuses saignées du bras furent successivement pratiquées les 2ᵉ, 3ᵉ et 4ᵉ jours de la maladie, non seulement sans le moindre soulagement, mais encore avec une augmentation croissante des symptômes. Une large application de sangsues fut faite alors sur le côté douloureux ; elle fit aussitôt cesser les accidens.

Dans le second chapitre, M. Gibert fait remarquer combien est commun aujourd'hui (1826), l'emploi de la saignée locale. « Il n'y a pas, dit-il, de maladie

---

(1) Il a été publié plus tard dans le tome II de la *Nouvelle bibliothèque médicale* (1826).

7

qu'on n'ait proposé de combattre, et même qu'on n'ait promis de guérir par l'application des sangsues: et cependant, ajoute-t-il, combien d'affections nerveuses, de maladies chroniques, de lésions organiques, combien même de phlegmasies résistent à ce moyen, ou même sont aggravées par son usage! »

M. Gibert rapporte dans ce chapitre l'observation d'une dartre rongeante du nez dont les progrès devinrent de plus en plus rapides, pendant qu'on s'opiniâtrait à la combattre par des applications répétées de sangsues.

Il raconte avec beaucoup de détails, l'histoire d'une jeune femme qui, traitée par la même méthode, d'une tumeur d'apparence squirrheuse qu'elle portait au sein, fut réduite à l'état *d'anémie* le plus complet et le plus alarmant, sans que la tumeur se dissipât. On fut obligé enfin d'en venir à l'extirpation, et la santé générale ne fût rétablie que plus d'un an après la cessation du traitement antiphlogistique.

Dans le troisième chapitre, l'auteur, après avoir signalé quelques uns des cas principaux où la saignée du bras doit être préférée aux sangsues, rapporte l'observation fort curieuse d'un malade qui, atteint tout à coup d'accidens qui paraissaient devoir le faire périr en peu d'instans (Orthopnée, respiration stertoreuse, violentes palpitations, face décomposée etc.), fut rappelé à la vie par l'emploi énergique de la saignée. On tira du bras, en moins de dix minutes, quatorze palettes de sang, qui donnèrent à la balance un poids de trois livres et un quart. La saignée fut encore réitérée le soir et le lendemain, et le malade fut sauvé. (1).

Le travail dont nous venons de vous donner une analyse succincte, contient des observations utiles et bien rédigées, des remarques importantes, des réflexions sages : il annonce dans son auteur, jeune encore, un esprit d'observation et une maturité de jugement que l'on ne rencontre pas toujours dans un âge plus avancé.

Élève distingué de nos hôpitaux, connu par la manière brillante dont il a soutenu les diverses épreuves du concours de l'aggrégation, à la Faculté, auteur d'un Mémoire fort bien fait sur la question si épineuse des fièvres essentielles, Mémoire qu'une société savante a honoré d'une médaille,

M. Gibert nous paraît mériter à tous égards d'être désigné à la Commission des élections, pour être porté sur la liste des candidats au titre d'adjoint de l'Académie. (2). »

II. — *Sur les accidens causés par la rétention des matières stercorales, le diagnostic et le traitement de ces accidens.* (Rapport favorable fait sur ce travail par M. ANDRAL, en 1827.)

Ce Mémoire qui fut publié ultérieurement dans le tome 1ᵉʳ de la *Nouvelle Bibliothèque médicale* (1828),

---

(1) M. Récamier, auquel est due cette belle cure, crut devoir rapporter les accidens à une inflammation subite de la membrane interne du cœur.

(2) A cette époque, effectivement, je fus ballotté avec un autre médecin, qui ne l'emporta sur moi qu'en considération de son âge, pour être porté sur cette liste, qui ne contenait alors que trois noms.

donna lieu à une discussion académique assez animée dans laquelle un membre qui n'existe plus et qui était un praticien fort habile , crut devoir s'élever contre l'importance et la fréquence des accidens signalés dans mon travail. J'ai recueilli depuis cette époque plusieurs faits analogues à ceux qui y sont signalés ; l'un des plus remarquables et des plus récens est le suivant :

« Le 25 février 1838, je fus appelé chez madame de la P..., âgée d'environ 75 ans, malade depuis deux mois, et que l'on croyait dans un état désespéré. J'examinai cette femme , encore verte et vivace, et je ne doutai plus après cet examen que je ne pusse facilement la ramener de la mort à la vie , si toutefois la santé n'avait reçu d'autre atteinte que celle que lui portait un obstacle matériel facile à lever et qui, pourtant, avait amené un état en apparence fort alarmant.

» Retenue au lit par un rhume avec fièvre, madame de P..., depuis cinq à six semaines, était en proie à des accidens qui me parurent causés uniquement par la rétention des matières stercorales avec irritation intestinale consécutive. Amaigrissement, affaiblissement, abattement moral et physique extrême ; langue rouge, ventre douloureux , ténesme continuel ; état sub-fébrile. A chaque instant du jour et de la nuit, accès douloureux offrant l'appareil de symptômes propres au véritable *travail* (analogue à celui de l'accouchement) destiné par la nature à l'expulsion des matières, mais demeurant impuissant. Souvent à la suite des contractions expultrices, la malade rendait un peu de liquide coloré, en sorte que, comme je l'ai déjà vu plusieurs fois dans des cas analogues, il y avait réellement *dévoiement*, en même temps que *constipation*. Beaucoup de lavemens avaient été donnés, ainsi que des bains de siège journaliers, la malade n'avait plus de repos et ne pouvait prendre d'alimens : l'anus resserré et douloureux offrait quelques hémorroïdes sensibles, mais peu volumineuses, (sangsues à l'anus, bain de siége, potion avec une once et demie d'huile de ricin par cuillerée). Le lendemain , je me décide à introduire le doigt dans le rectum : j'extrais des morceaux de bouchon stercoral pâteux et point très dur ; je pousse un lavement huileux qui est chassé avec violence, à peine lancé et ne pénétre point. Cependant cette excitation de l'intestin, cette extraction partielle du bouchon, ouvrent la voie; bientôt la potion opère, et dans les douze heures qui suivent , une grande quantité de matières solides et liquides est expulsée : un peu de dévoiement succède et cesse bientôt...

Peu après, la malade avait recouvré l'énergie, le repos, l'appétit :

» En deux ou trois jours, elle a passé de l'état morbide le plus grave à un état de convalescence décidée. »

On peut rapprocher de ce fait intéressant une observation publiée plus nouvellement par la *Gazette médicale* (1839 T. vii., p. 456.)

Quant au Mémoire soumis à l'Académie, en 1827 , l'observation capitale qui y est relatée a trait à une rétention des matières stercorales complétement méconnue chez une jeune femme malade de suites de couches , et que cette rétention avait plongée dans l'état le plus alarmant. La malade avait eu des garde-robes liquides provoquées par des lavemens et des potions laxatives, et cette circonstance avait apporté de l'obscurité dans le diagnostic.

Tous les détails de cette observation d'ailleurs sont intéressans; nous nous bornerons ici à en rappeler le titre:

» *Abcès sous-péritonéal formé dans les régions lombaire et iliaque droites, suite d'une chute sur le ventre arrivée dans les derniers mois de la grossesse; fièvre hectique à la suite de l'accouchement; accidens graves causés par la rétention des matières stercorales; apparences de convalescence après l'extraction des matières. Puis retour des symptômes fébriles; ouverture de l'abcès... Mort trois mois après l'accouchement.* »

Le Mémoire se termine par les conclusions qui suivent:

« Il résulte des observations qui précèdent:

» 1º Que les signes regardés comme propres à indiquer la rétention des matières dans le rectum, tels que, constipation opiniâtre, rejet de lavemens ou même impossibilité de les faire pénétrer dans l'intestin, sont loin d'être constans, puisque nous avons vu des évacuations alvines avoir lieu, et des lavemens être reçus et même gardés dans des cas où cette rétention existait;

» 2º Que plusieurs fois dans la pratique on a confondu les accidens déterminés par cette rétention avec ceux qui peuvent accompagner les tumeurs hémorrhoïdales; en sorte qu'il peut arriver qu'un défaut d'attention expose le médecin le plus habile à se voir, en quelque sorte, humilié par l'intervention du médecin vulgaire qui ne dédaignera pas un examen suffisamment approfondi.

» 3° Que pour se mettre à l'abri des inconvéniens graves attachés à une pareille méprise , il est indispensable de joindre les signes sensibles tirés de l'exploration directe du rectum, au signe rationnel fourni par les douleurs intestinales *expultrices*, et surtout aux signes commémoratifs , qui là comme ailleurs sont souvent insuffisans.

Quant aux moyens propres à faire cesser les accidens parfois très graves , auxquels peut donner lieu la rétention des matières stercorales durcies dans le rectum, l'extraction à l'aide du doigt, secondée par les injections huileuses dans l'intestin, nous paraît le plus prompt et le plus sûr. Cependant, pour éviter une pratique presque aussi désagréable pour l'opérateur que pour le patient, on pourrait dans certains cas avoir recours d'abord aux douches ascendantes rectales qui ont été conseillées par quelques praticiens célèbres. »

III. — *Mémoire sur les accidens graves que peut déterminer le séjour, dans le tissu cellulaire profond du cou, de fragmens d'os avalés et l'impuissance de la thérapeutique dirigée contre ces accidens tant que la cause locale subsiste.* (Lu à l'Académie royale de médecine, en 1828.)

L'observation principale contenue dans ce Mémoire est un exemple de terminaison mortelle d'un abcès gangréneux formé à la partie postérieure du conduit pharyngo-œsophagien ; abcès provoqué et entretenu

par la présence d'un fragment d'os qui avait perforé
ce conduit.

Nous nous bornerons à reproduire ici quelques-
unes des réflexions qui suivaient cette observation (1).

« ..... Un os pointu est avalé et s'arrête au commencement de l'œsophage ; il perfore ce canal et passe
dans le tissu cellulaire extérieur, poussé peut-être par
les instrumens introduits imprudemment dans la vue
de précipiter le corps étranger. Une inflammation ex-
citée par la présence de ce corps, se développe dans
les tissus environnans, et donne lieu aux phénomènes
locaux regardés à tort comme les symptômes d'une
œsophagite simple (la déglutition avait été libre après
l'accident). Cette inflammation survient, comme c'est
l'ordinaire, du second au troisième jour de l'accident.

Il est remarquable que dans le principe, la douleur
était exactement limitée au point où l'os était placé,
et que ce n'est que plus tard qu'elle s'est étendue à un
plus grand espace, restant d'ailleurs toujours plus vive
dans le point primitif. -

Après des accidens très aigus, une rémission subite
s'observa avec un ensemble de phénomènes généraux
peu satisfaisans ; c'est l'époque de la terminaison par
gangrène. Peu après se manifestent les symptômes de
fièvre grave qui entraînent au bout de quelques jours
la mort du malade : c'est l'effet assez ordinaire des
désorganisations gangréneuses de nos tissus, surtout
chez les sujets jeunes, nerveux, irritables, épuisés par
des excès ou affaiblis par des émissions sanguines co-

____

(1) Voir le tome IV de la *Nouvelle bibliothèque médicale* (1828).

pieuses pratiquées dans le stade inflammatoire de la maladie..., toutes circonstances qui se trouvent réunies chez notre malade.

» La manière énergique dont les antiphlogistiques ont été employés au début, chez le sujet dont nous venons de rapporter l'observation, n'a-t-elle pas contribué à arrêter le travail phlegmasique éliminateur, et n'aurait-il pas pu arriver, si notre malade avait été abandonné aux seules forces de la nature, que, au lieu de rester profonde, disséminée, et surtout de se terminer par gangrène, l'inflammation se fût concentrée, réunie en foyer circonscrit, et se fût terminée par un abcès qui, en se dirigeant vers l'extérieur, aurait pu avoir une terminaison heureuse et donner issue au corps étranger?

»L'issue funeste d'une phlegmasie externe entretenue par une cause permante, ne rappelle-t-elle pas l'talention sur ces cas de phlegmasie de cause interne que l'on combat par un traitement antiphlogistique outré sans savoir s'il n'y a pas là aussi une cause permanente, *une épine de Van-Helmont*, dont la nature nous échappe, mais qui s'oppose à la réussite d'un traitement symptomatique purement dirigé contre le travail inflammatoire, sans qu'on s'enquière de la véritable étiologie de celui-ci? »

IV. — *Mémoire sur les syphilides et leur traitement.*
(M. JOLLY, rapporteur, 1840.)

Ce Mémoire, dont j'ai eu l'honneur de lire quelques fragmens à l'Académie, est principalement basé sur les nombreuses observations que j'ai été à même de recueillir tant à l'hôpital de Lourcine qu'à l'hôpital Saint-Louis.

Il se compose de quatre parties : la première, qui a trait à l'historique de la *syphilis*, établit, contradictoirement à l'opinion de quelques auteurs : 1° que l'épidémie du quinzième siècle est réellement une maladie nouvelle et qui ne saurait être comparée aux affections précédemment décrites par les auteurs de l'antiquité; 2° que la syphilis s'est toujours montrée avec les mêmes caractères, depuis l'époque précitée jusqu'à nos jours, se partageant en deux ordres de phénomènes, les uns *primitifs* et les autres *consécutifs*, et que c'est à ce dernier groupe que doivent être rapportées les SYPHILIDES proprement dites.

La seconde partie a pour objet l'étude des phénomènes *primitifs*. On y conteste la valeur exclusive assignée au *chancre* par un célèbre expérimentateur.

La troisième partie comprend la description détaillée des huit formes principales auxquelles peuvent être rapportées les *syphilides*.

Dans la quatrième partie est exposé le traitement. Les préparations mercurielles y sont rétablies dans la prééminence qu'on a cherché bien à tort à leur contester il y a un certain nombre d'années.

M. Jolly a bien voulu faire sur ce travail un rapport des plus favorables, et, par décision de l'Académie, le Mémoire a été inséré dans la collection de ceux que publie annuellement cette savante compagnie.

V. — *Compte-rendu extrait des journaux de médecine de la lecture faite à l'Académie d'une note sur l'emploi thérapeutique du sirop de deuto-iodure de mercure (1841).*

Les préparations iodurées appliquées au traitement des *scrofules* par le docteur Coindet, de Genève, en 1821, et au traitement des affections *vénériennes*, par le professeur Brera, de Padoue, en 1822, avaient été, dans les années suivantes, l'objet d'un grand nombre d'expériences thérapeutiques, dans le service de M. Biett, à l'hôpital Saint-Louis, et, plus tard, dans celui de M. Lugol.

Les *iodures de mercure*, en particulier, furent employés dans le traitement des *syphilides* par M. Biett, et c'est à lui qu'on doit la méthode de traitement des maladies vénériennes par le *proto-iodure* de mercure.

Le *deuto-iodure*, au contraire, quoique mentionné dans plusieurs formulaires, n'avait guère été appliqué qu'à l'extérieur, et il était généralement abandonné pour le proto-iodure, lorsque, sur l'invitation de M. Boutigny, pharmacien de Paris, M. Gibert fit, à l'hôpital de Lourcine, quelques essais thérapeutiques, en 1836, sur le *sirop de deuto-iodure ioduré*.

Ce sirop parut dès-lors avoir de l'efficacité, et, peu de temps après, le composé de deuto-iodure de mercure et d'iodure de potassium fut employé à l'hôpital du Midi, mais à l'état solide et sous la forme pilulaire.

Forcé, par des difficultés administratives, d'ajourner la suite des expériences commencées à l'hôpital de Lourcine, M. Gibert les a reprises l'année dernière, tant à l'hôpital Saint-Louis qu'en ville, et les résultats qu'il a obtenus sont de nature à éveiller l'attention des praticiens.

Le deuto-iodure de mercure est soluble dans une solution d'iodure de potassium, avec lequel il se combine pour former un iodure double de mercure et de potassium.

Plus actif que le proto-iodure de mercure, il est aussi plus facile à administrer, puisqu'il peut être également donné solide ou dissous; il a en outre l'avantage de produire beaucoup moins facilement l'irritation des gencives et même celle des entrailles. Pour être plus employé, il ne lui manque que d'être mieux connu.

Le sirop de *deuto-iodure ioduré* se prépare de la manière suivante :

<pre>
Pr.   Bi-iodure de mercure. . .   gram.   1,
      Iodure de potassium. . .   50,
      Eau. . . . . , . .   50.
Dissolvez, filtrez au papier, puis ajoutez à
sirop de sucre blanc, marquant 30 degrés, froid   2400.
</pre>

La capacité d'une cuillère à soupe ordinaire contient 25 grammes de ce sirop; c'est à cette dose qu'il est administré le plus ordinairement.

Cette dose représente 1 centigramme de bi-iodure de mercure, et 50 centigrammes d'iodure de potassium.

La proportion d'iodure de potassium contenu dans le sirop excède celle qui serait nécessaire pour tenir le bi-iodure de mercure en dissolution ; mais, outre qu'elle met obstacle à la décomposition de celui-ci, en

18

échangeant de base avec les sels qu'on rencontre toujours en plus ou moins grande quantité dans l'eau
dont on se sert pour faire le sirop, elle a encore une
action thérapeutique directe fort utile dans les circonstances où le sirop est employé de préférence.

Ce sirop est inaltérable, d'une saveur assez agréable,
d'une administration facile à tout âge, à tout sexe, à
tout tempérament.

Il arrive pourtant que quelques malades se dégoû-
tent du sirop et préfèrent au bout d'un certain temps
la forme pilulaire.

Dans ce cas, on peut remplacer le sirop par les
pilules suivantes :

Pr.   Bi-Iodure de mercure. . . . . gram.   0,10,
Iodure de potassium.   5,
Gomme arabique pulv. , ...   0,50,

Miel, q. s, pour une masse bien homogène, qu'on divisera en vingt
pilules.

Deux de ces pilules, prises le matin à jeun, repré-
sentent les doses médicamenteuses contenues dans
25 grammes de sirop.

Le Mémoire de M. Gibert se termine par plusieurs
observations d'affections syphilitiques et scrofuleu-
ses dans lesquelles le *sirop de deuto-iodure ioduré* a
réussi, après que tous les autres remèdes avaient
échoué.

Aussi ce remède paraît surtout précieux en ce qu'il
est particulièrement applicable aux cas les plus diffi-
ciles de la pratique, c'est-à-dire aux accidens syphilitiques constitutionnels qui ont résisté aux traitemens
mercuriels et sudorifiques ordinaires, chez les sujets

lymphatiques et affaiblis tant par le mal que par les remèdes (1).

L'an dernier, je fus nommé rapporteur de la Commission chargée par *la Société de médecine* du département de la Seine, de l'examen des mémoires adressés au concours pour le prix de thérapeutique qui avait pour objet l'emploi de *l'iodure de potassium dans le traitement des affections syphilitiques*. Ce rapport a été publié dans le n° de septembre 1845 de la *Revue médicale*. Mon opinion sur ce mode de traitement y est résumée ainsi qu'il suit :

« 1° Que l'iodure de potassium mérite incontestablement la réputation qu'il a acquise comme anti-syphilitique;

» 2° Qu'administré en solution dans divers liquides, mais de préférence, selon nous, dans une potion d'eau distillée et de sirop, à la dose de un à deux grammes par jour, soit en une seule, soit, mieux encore en deux prises, une le matin et une le soir, il réussit seul à guérir les accidens syphilitiques dits secondaires et tertiaires;

» 3° Que son innocuité le rend surtout précieux dans la cachexie syphilitique, chez les enfans, les femmes et les sujets débiles et délicats.

» 4° Que nous préférons cependant encore comme plus sûr, plus efficace et tout aussi innocent, notre

---

(1) J'ai publié depuis lors dans le *Bulletin de thérapeutique*, n° de juin 1844, un mémoire sur l'usage thérapeutique du sirop de deuto-iodure ioduré.

sirop de deuto-iodure ioduré, où l'iodure de potassium est combiné au bi-odure de mercure ;

» 5° Que l'iodure de potassium doit être regardé comme le remède par excellence des cas où les préparations mercurielles ont échoué, et que réciproquement celles-ci peuvent guérir des maladies qui se sont montrées réfractaires à l'iodure de potassium. »

VI. — *Mémoire sur les ulcérations du col de la matrice* (1837), *et thérapeutique des névroses utérines.*

Ce Mémoire (publié avec figures coloriées en 1837), n'est qu'un fragment détaché d'un travail plus étendu et plus complet. J'avais regardé comme un devoir de le publier hâtivement pour remédier, autant qu'il m'était possible, à des abus sur lesquels on ne saurait trop appeler l'attention des praticiens. Depuis l'époque de la publication de ce Mémoire, les nombreuses observations que j'ai recueillies n'ont fait que me confirmer davantage dans les opinions que j'y ai exprimées et dont quelques-unes à cette époque pouvaient paraître insolites et hardies. Elles peuvent d'ailleurs être ramenées à un petit nombre de propositions que je résume ainsi :

1° L'idée fort ancienne, mais renouvelée de nos jours et affichée presque comme une découverte, de rapporter à une *métrite* chronique, l'hystérie, la gastralgie et autres accidens nerveux communs chez les femmes des grandes villes, d'une part, et le cancer utérin, d'autre-part, me paraît complétement erronée. Si l'on veut bien (comme d'ailleurs l'indiquent suffisamment les prescriptions habituelles des hommes de l'art qui ont adopté cette idée) attacher un sens quelque peu précis au mot *métrite*.

2° En retranchant le *cancer*, les tumeurs de diverse nature et les déplacemens utérins qui sont du domaine de la chirurgie, on trouve que chez la plupart des femmes, les affections utérines peuvent être rapportées à deux groupes principaux, savoir :

1° MALADIES VÉNÉRIENNES (ulcères, soit *primitifs* soit *consécutifs* du col de l'utérus, ou suite de *blennorrhagie*);

Et 2° LEUCORRHÉES, qui tantôt ne sont qu'un épisode insignifiant d'un état général auquel le médecin doit ses principaux soins; et tantôt ont au contraire une influence prédominante qui peut devenir la source de divers accidens nerveux plus ou moins généraux, ou se borner à déterminer des incommodités locales.

C'est à cette dernière catégorie que doivent être encore rapportés les cas de congestion passive du col de la matrice, d'ulcères accidentels, de relâchement utérin, qui, le plus ordinairement se rattachent aux suites de l'accouchement.

3° Soit ignorance, soit illusion, soit motifs encore moins pardonnables, des traitemens actifs et intempestifs ont été conseillés ou exécutés dans bien des cas où toujours inutiles et souvent dangereux, ils auraient dû être abandonnés par le médecin et remplacés par les médications simples et rationnelles recommandées par les auteurs classiques du siècle dernier.

4° *L'imagination* seule alarmée par des suggestions perfides ou maladroites a pu, chez certaines femmes soumises au genre de traitement que nous venons de signaler, amener le développement d'accidens sérieux, et quelquefois, par suite de l'influence du moral sur le physique si bien étudiée par *Wanswieten*, provoquer des sensations analogues à celles que causent les lésions matérielles de l'utérus.

J'ajouterai que dans un Mémoire publié dans le n° d'avril, 1845 de la *Revue médicale*, j'ai signalé les heureux résultats que j'ai obtenus de l'emploi des injections à *l'alcoolé tannique* dans la leucorrhée et les ulcères utérins, affections qui réclament presque toujours dans nos grandes villes la médication astringente de préférence à tout autre.

J'extrairai de ce Mémoire le passage suivant relatif à la préparation de *l'alcoolé tannique* :

« On introduit dans un assez grand appareil à déplacement huit livres de poudre grossière de noix de galle; cette poudre étant légèrement tassée et recouverte d'une lamelle cribleuse en zinc, on verse dessus cinq litres d'alcool à 33°. Le liquide pénètre la masse couche par couche successivement, et reste en contact avec la poudre pendant trois ou quatre jours, après quoi on le laisse écouler par le robinet inférieur. Cette opération est répétée trois et quatre fois, avec une nouvelle addition d'alcool, jusqu'à ce que la poudre soit bien épuisée. Quinze litres d'alcool suffisent pour cela; alors on remplace l'alcool par l'eau, qui ajoutée à la quantité de cinq ou six litres, déplace et chasse au-dessous d'elle l'alcool que retient la poudre.

» L'épuisement par l'alcool étant terminé, tout ce liquide est réuni dans le bain-marie d'un alambic pour être distillé, et cette distillation permet de recueillir environ quatorze litres d'alcool sur les quinze employés dans l'opération. Reste dans le bain-marie, après la distillation, un extrait sur lequel, encore chaud, on verse deux litres d'alcool. La solution opérée, on aromatise avec les essences de bergamotte, citron, lavande, etc., et la teinture alcoolique de benjoin : on laisse ensuite refroidir en repos, puis l'on filtre au papier. La filtration terminée fournit une liqueur brune, limpide, astringente et aromatique, qui est notre *alcoolé tannique.* (Voir le tome 1. 1837, de la *Revue,* page 100.)

» Cette liqueur s'emploie en injections, dans la proportion d'un huitième environ sur sept huitièmes d'eau ; c'est la proportion la plus élevée dont je me sois servi. J'ai soin que les femmes se servent d'une canule de gomme élastique à une seule ouverture, de manière à ce que le jet du liquide pénètre bien dans la profondeur du vagin et vienne encore frapper avec une certaine force le col de l'utérus. »

Parmi les exemples de guérison cités dans ce travail, je choisis le fait suivant :

« *Ulcère vénérien du col de l'utérus.* — Ce cas est un des plus curieux et des plus remarquables que l'on puisse citer relativement au degré d'importance que peut acquérir, dans certaines circonstances données, le diagnostic précis des affections utérines.

» Il s'agit d'une nourrice, bien portante en apparence et qui, depuis environ deux mois, allaitait sans inconvénient un nourrisson de la ville. Pourtant, une éruption squameuse qui existait autour de la ceinture, et que cette femme attribuait à la pression du corset, avait été découverte par hasard et avait fixé l'attention du médecin de la maison. Une consultation eut lieu pour fixer la nature de cette éruption ; mais on resta dans le doute. Appelé à mon tour à porter un jugement, je n'osai pas non plus me prononcer ; mais j'insistai sur la nécessité d'examiner le col utérin, vu qu'il existait, de l'aveu de la nourrice, un peu de flueurs blanches et que l'on s'était borné jusque là à l'examen des parties génitales externes. Le *spéculum* introduit fit reconnaître un ulcère rond, grenu, bien limité et occupant les deux lèvres du museau de tanche.

» Bientôt nous pûmes remonter à l'origine du mal en retrouvant l'amant de cette femme, qui, lui-même, était affecté d'une *syphilide* et qui reconnut avoir pu infecter cette malheureuse en la rendant grosse.

» Dès-lors elle fut séparée de son nourrisson et soumise à notre traitement spécial par le *sirop de deuto-iodure ioduré*. Après deux mois de traitement la guérison était complète ; les injections à l'*acoolé tannique* ayant été négligées dans les premiers temps, l'éruption cutanée avait déjà cédé que l'ulcère du col ne manifestait encore aucune tendance à la cicatrisation : employées ensuite, quoique avec assez de négligence par la malade, elles eurent pour effet la dessication rapide de la surface ulcérée et favorisèrent évidemment la résolution. »

VII et VIII. — *Thérapeutique des maladies de la peau* (et de quelques autres affections chroniques).

J'ai publié dans divers journaux de médecine beaucoup de travaux relatifs à ce sujet, et j'ai eu l'honneur de soumettre à l'Académie diverses présentations qui s'y rattachaient.

Depuis l'été de 1827 (et non 1837, comme l'a indiqué par erreur l'auteur d'une *statistique médicale* qui a d'ailleurs bien d'autres *erreurs* à se reprocher), première année de mon exercice d'*agrégat* à la Faculté de Paris, j'ai professé régulièrement tous les ans un cours pratique sur les *maladies de la peau* et les maladies vénériennes.

Lors de l'ouverture de ce cours, qui remonte aujourd'hui à près de vingt ans, les cliniques de l'hôpital Saint-Louis étaient suspendues, et le premier, je réussis à transporter à l'école pratique, dans l'enseignement auxiliaire de la Faculté, un genre de cours qu'on avait cru jusque-là ne pouvoir être professé que dans un hôpital. J'obtins un tel succès de mes efforts que dans une période de douze ans, comme je l'ai avancé, sans crainte d'être démenti, dans la deuxième édition de mon *Traité des maladies de la Peau* (1839), j'avais pu joindre à l'enseignement théorique, l'examen clinique de plus de deux mille malades qui avaient offert à mes auditeurs toutes les nuances les plus remarquables et les plus caractéristiques des maladies de la peau. Ayant enfin obtenu, après bien des retards et bien des difficultés, la position vers laquelle tendaient depuis si longtemps mes efforts et mes travaux, j'ai transporté à l'hôpital Saint-Louis l'enseignement auquel je m'étais livré avec persévérance, et là j'ai continué le cours annuel arrêté par la mort d'*Alibert*. Ce célèbre professeur, après quelques années d'interruption, avait repris avec un nouveau zèle des leçons continuées depuis lors jusqu'à la fin de sa vie et forcément suspendues depuis deux ans lorsqu'on voulut bien enfin me permettre de lui succéder dans cet enseignement clinique.

Plusieurs journaux de médecine et notamment la *Gazette médicale* et la *Revue médicale* ont rendu compte, à plusieurs reprises, de mon cours à l'hôpital Saint-Louis, et j'ai eu l'honneur, moi-même, d'offrir à Messieurs les membres de l'Académie, à l'occasion d'une précédente candidature, le texte de quelques-unes de mes leçons les plus générales.

Parmi les expériences thérapeutiques nombreuses dont j'ai exposé le résultat dans le cours de ces leçons, je dois signaler celles relatives au traitement *des affections de l'utérus* par le régime froid et les douches ascendantes froides et l'application de la méthode *hydro-thérapique* aux *maladies de la peau*. Le rapport administratif que j'ai fait sur ce sujet au Conseil Général des hôpitaux a été publié dans le n° du 24 janvier 1843 de la *Gazette des Hôpitaux* (*Lancette française*). — Je relaterai seulement ici un extrait de la *Revue médicale* qui se rapporte au même sujet (n° de septembre 1841).

« La dernière leçon du cours de M. Gibert a été consacrée, cette année aux affections de l'utérus et aux essais hydro-thérapiques nouvellement entrepris à l'hôpital Saint-Louis.

» Déjà la *Revue médicale* a exposé les idées du professeur sur le traitement bannal appliqué depuis une dizaine d'années, par certains praticiens, aux affections nerveuses des femmes rapportées à tort à de prétendues *métrites* ou à des *ulcères* supposés graves du col de l'utérus (voir notamment la leçon publique sur les *névroses* publiée dans le n° de mars 1840 de la *Revue*, et le Mémoire sur les *ulcères du col de la matrice*, dans le n° de décembre 1837).

» Ce traitement se compose comme on sait : 1° du repos horizontal sur un lit ou sur un canapé ; 2° de saignées dérivatives plus ou moins répétées ; 3° de bains tièdes prolongés ; 4° de bains de siége et d'injections émollientes. Or qu'y a-t-il de plus propre à favoriser ou même à provoquer ces engorgemens passifs, ces congestions, ces leucorrhées et cet état de mollesse lymphatique et de débilité nerveuse qui s'observent si communément chez les femmes de nos cités ? Mais ce n'est pas tout ; on joint à ces remèdes débilitans, des moyens plus actifs, savoir : la cautérisation plus ou moins répétée du col, et, chose que l'on aura peine à croire un jour, il a été une époque où l'*amputation* même du col utérin, amputation que la mort a suivie dans quelques cas, a été plus d'une fois pratiquée chez des femmes qui n'avaient que de simples leucorrhées jointes à des érosions superficielles du col de l'utérus ou à des congestions insignifiantes de cette partie.

» Comment s'étonner dès-lors, que l'anxiété morale

produite par des pratiques qui supposent nécessairement l'existence d'une maladie sérieuse de l'utérus, ait pu donner lieu chez beaucoup de femmes à un trouble plus ou moins prononcé et plus ou moins durable de toutes les fonctions de l'économie!

» C'est encore là une des suites fâcheuses de la propagation des idées fausses sur l'étiologie des lésions organiques, engendrées par *feu* la médecine physiologique. En effet, l'exagération de l'importance des altérations matérielles appréciables aux sens, commune aux doctrines de l'école anatomique et de l'école physiologique; et l'étiologie inflammatoire de toutes ces altérations révélée par cette dernière, voilà sans aucun doute la source des abus et des erreurs propagées par l'application usuelle et journalière du *spéculum uteri*.

Qu'on sache donc bien, une fois pour toutes, que le col de l'utérus peut offrir, soit temporairement, soit même d'une manière durable, surtout chez les femmes qui ont eu des enfans; des altérations de forme, de couleur, de texture, qui n'ont en aucune façon la gravité qu'on s'est plu à leur attribuer; et surtout qui ne peuvent être regardées comme la cause d'une foule d'accidens nerveux, hystériques, gastralgiques ou autres qu'on a voulu y rattacher. Surtout qu'on se pénètre bien de cette vérité sanctionnée par une expérience en grand, tant dans les hôpitaux, que dans la pratique de la ville, que les traitemens antiphlogistiques et les pratiques spéciales devenues de mode depuis un certain nombre d'années, dans ces sortes de cas, sont constamment inefficaces, ou même directement nuisibles. C'est à un traitement d'un genre tout opposé que M Gibert a recours, et c'est grâce à ce traitement qu'il a pu guérir, en quelques semaines, des femmes qui, depuis plusieurs années, étaient en proie à des souffrances aggravées par le mode de traitement qu'on leur avait fait subir et par les angoisses et les préoccupations morales que ce traitement avait entretenues. Chez les femmes atteintes de leucorrhée et sujettes aux accidens nerveux qui s'y joignent communément, il y a une double indication à remplir: 1° remédier au relâchement local qui entretient le catarrhe utérin et les accidens de congestion utéro pelvienne qui s'observent souvent en pareil cas; 2° combattre l'état lymphatico-nerveux général qui co-existe avec l'affection locale. Or, le froid comme sédatif, astringent et tonique tout à la fois, tel est le meilleur agent à opposer aux accidens morbides qui dépendent de cette source. L'eau froide en boisson, en lavement, en injection, en douche, en bain partiel; le régime froid, les astringens et les anti-spasmodiques à l'intérieur tels sont les principaux remèdes à employer. Tel est aussi le traitement le plus propre à dissiper sans retour la perturbation amenée par la préoccupation morale de la femme qui était tenue sous le coup des dangers vulgairement attribués aux maladies de la matrice.

L'eau froide et le régime froid composent aussi une partie importante de la *médecine hydro-thérapique* qui a fait également le sujet de la dernière leçon de M. Gibert. La méthode de Priessnitz, ce paysan de la Silésie autrichienne qui a obtenu de si belles cures à Græffenberg, a été importée à l'hôpital Saint-Louis par un médecin allemand , le docteur Wertheim. Quelques appareils provisoires ont été disposés à l'hôpital Saint-Louis , plusieurs malades ont été choisis dans les salles de M. Gibert, comme les plus propres à soutenir ce genre d'expériences, et la méthode, avec toutes les modifications individuelles convenables, a été appliquée par M. Wertheim, sous les yeux du professeur.

Cette méthode embrasse comme on sait deux points culminans, savoir :

1° L'usage de l'eau froide, en boisson, en bains et douches généraux et partiels, en applications locales, en lavemens, injections etc.,

2° La transpiration naturelle obtenue et provoquée au moyen de l'emmaillotement du corps dans une couverture de laine. Tantôt cette couverture est appliquée à nu sur la peau, tantôt le corps est préliminairement enveloppé d'un drap mouillé d'eau froide. Pendant tout le temps que dure l'emmaillotement, on donne à boire au patient de l'eau froide, à doses répétées, pour calmer la soif, tempérer la chaleur, favoriser la transpiration et remplacer le liquide qui s'exhale du corps.

» Chez les malades soumis aux expériences, la transpiration a été assez lente à s'établir, puisqu'il n'a pas fallu moins de 4 à 5 heures chez quelques sujets pour arriver à ce résultat.

Après les avoir laissés en transpiration pendant un temps variable de demi-heure à une heure et plus, suivant les cas, on les portait au bain. Là on les démaillotait, on faisait des frictions et des lotions froides sur le corps, on les exposait à la douche qui tombait en pluie d'un lieu élevé, on les immergeait dans un bain froid. Toutes ces pratiques ne duraient guère plus de 2 à 5 ou 6 minutes; après quoi le malade se rhabillait et prenait un peu d'exercice.

» Plusieurs malades adultes atteints de *lepra invetarata*, et deux petites filles affectées d'*icthyose congéniale*, ont été soumis à ce genre de traitement. Tous en ont éprouvé l'amélioration la plus notable, et les deux jeunes filles atteintes d'icthyose congéniale et *héréditaire* avaient paru guéries dans l'espace de quelques semaines. Ce résultat était d'autant plus remarquable qu'il s'agissait d'affections ordinairement rebelles à tous nos moyens de traitement et qui peuvent être regardées chez beaucoup de sujets comme *incurables*. Nous ne tenons pas grand compte, en effet, des prétendues guérisons obtenues par M. Biett et ses élèves, au moyen des préparations *arsenicales*, car nous n'avons jamais vu ces guérisons être complètes ni durables.

Nous pouvons dire d'ailleurs de la méthode *hydro-thérapique* que si elle n'est applicable ni à tous les cas, ni à tous les sujets, que si même elle peut offrir de graves inconvéniens, quand elle n'est pas dirigée avec toute la prudence convenable, du moins on peut affirmer que nulle ne paraît plus propre à rendre aux tégumens cet état de poli, de souplesse et de perméabilité qui leur est naturel et dont on obtient si difficilement le rétablissement, par nos procédés ordinaires, chez les individus sujets aux *maladies de la peau.....* En sorte qu'elle pourrait former dans beaucoup de cas le complément des autres méthodes thérapeutiques. »

Quant à la méthode qui dirige le plus habituelle-
ment ma pratique dans l'administration des spécifiques
en usage contre les affections de la peau, on trouvera
plusieurs détails relatifs à ce sujet consignés dans les
n°ˢ de mai 1843 de la *Revue médicale* et de juillet et août
1844 du journal des *Connaissances médico-chirurgicales* :
ces détails sont empruntés à mes leçons publiques de
l'hôpital Saint-Louis.

Précédemment déjà, dans la *Revue* et la *Gazette médicales*, j'avais publié une série d'articles généraux con-
sacrés à cette branche intéressante de la pathologie à
laquelle mes prédécesseurs et mes maîtres, *Alibert* et
Biett, tous deux membres distingués de l'Académie
royale de médecine, avaient consacré leurs veilles. Si
je me suis parfois éloigné de la tendance systématique
du premier et des tendances empiriques du second,
je me suis toujours efforcé, au contraire, de me rapprocher des idées habilement généralisatrices du
fondateur de l'enseignement spécial de l'hôpital Saint-
Louis, sans déserter la sévère précision apportée dans
le diagnostic par son premier et plus célèbre disciple.
Je persiste à croire en outre que dans cette branche
de la pathologie comme dans toutes les autres, le
point de vue de la médecine hippocratique et le seul
propre à guider sûrement le praticien.

Ce point de vue d'ailleurs n'exclut en aucune façon
la recherche et l'emploi des remèdes *spécifiques*, et, pour
ma part, j'en ai expérimenté un assez grand nombre.

Au premier rang de ces remèdes, les plus efficaces
et les plus anciens sont, sans contredit, les *sulfureux*,
et, avant tout, les eaux minérales sulfureuses, dont

l'usage remonte au temps des Hébreux , témoin les piscines dans lesquelles se plongeaient ceux qui étaient atteints ou seulement soupçonnés de *lèpre*, témoin la guérison célèbre de l'envoyé du roi d'Assyrie, Naaman, que le prophète Élisée fit plonger sept fois dans les eaux du Jourdain.

On sait quel cas les Romains faisaient des thermes, et combien de monumens et de villes ont dû leur origine à des sources minérales. Nulle part, s'écriait *Pline*, il ne s'opère d'aussi grands miracles qu'aux eaux thermales ! « *In nullâ enim parte naturæ majora sunt miracula quàm in thermis !* »

Il n'est point , selon *Bordeu* , de meilleur remède contre les maladies chroniques que les sources minérales , et M. *Isid. Bourdon* n'a pas craint de prendre pour devise de son intéressant ouvrage sur les eaux minérales, l'axiome suivant : « *toute maladie chronique qui a résisté à l'usage de ces eaux peut être déclarée incurable.* » Les eaux sulfureuses, soit naturelles, soit factices tiennent une place importante dans nos traitemens usuels.

L'eau de Barèges est celle que la chimie a cherché à imiter pour la composition des bains sulfureux communément employés dans le traitement des dartres, tant en ville qu'à l'hôpital. Jusqu'ici le sulfure de potasse est employé pour nos bains destinés à la classe indigente , mais grâce aux savantes recherches du professeur *Anglada*, de Montpellier, l'imitation de l'eau de Barèges est aujourd'hui plus parfaite dans nos traitemens de la ville. *Anglada*, comme on sait, a reconnu qu'en faisant passer dans une solution concentrée de soude un courant de gaz hydrogène sulfuré , on obtenait un sel qui représentait aussi bien que possible le sel de Barèges. M. Félix *Boudet*, pharmacien distingué de Paris, a proposé, dès l'an 1831, l'application de ce sel à l'usage médical pour la fabrication de l'eau de Barèges factice. Un autre chimiste, le docteur *Quesneville*, s'est livré à la préparation du même sel qu'il débite sous le nom d'extrait de Barèges ; et c'est au moyen de l'hydro-sulfate de soude cristallisé, que nous prescrivons communément à la dose de cent grammes pour un bain ordinaire, que nous administrons aujourd'hui les bains de Barèges factices. La gélatine, que l'on a coutume d'y ajouter à une dose qui varie de 200 à 500 grammes par bain, rend ce bain plus onctueux et représente jusqu'à un certain point la matière glaireuse particulière à l'eau de Barèges naturelle.

Les préparations sulfureuses ont, dans le traitement de la *gale* surtout, une action réellement spécifique et en même temps généralement innocente comparée à celle de beaucoup d'autres topiques que l'on a voulu leur substituer, bien à tort, depuis la fameuse *quintessence antipsorique* de Mettemberg, (solution de sublimé corrosif) jusqu'aux diverses préparations iodurées tentées en dernier lieu... bien que leur prix élevé soit un obstacle évident à leur usage populaire et eût dû paraître également un empêchement suffisant à des expérimentations d'hôpital. Il n'en est pas de même des diverses préparations de *staphysaigre* vantées en 1811 par le *docteur Ranque*, d'Orléans, abandonnées depuis et reprises en dernier lieu sous la forme de *vinaigre de staphysaigre*, puis de *teinture alcoolique*, par le *docteur Scoutteten*, de Metz, par moi, dans mes salles de l'hôpital Saint-Louis, et plus récemment encore par le *docteur Bourguignon*, qui a présenté un Mémoire sur cet objet à la Société de médecine.

Nous avons constaté sur un assez grand nombre de malades atteints de gale, que le *vinaigre*, la *teinture alcoolique*, la *pommade de staphysaigre*, etc., guérissent bien la gale, mais suivant nous, pas aussi constamment et aussi sûrement que les préparations sulfureuses, bien que sous beaucoup d'autres rapports (propreté, secret, innocuité, célérité,) le *staphysaigre* puisse être préféré dans un certain nombre de cas à ces préparations.

Il y a quelques années, un médecin de Pesth proposa, sous le nom d'*anthrakokali*, un remède composé de charbon et de potasse, que nos nombreuses expériences à l'hôpital Saint-Louis ont réduit à sa juste valeur. Le *fuligokali*, imitation du remède précédent, proposé par M. Deschamps, offre une combinaison des principes de la suie avec la potasse, qui n'est pas sans activité détersive et résolutive.

La *suie* toute seule, produit très variable, mais composé en général de sels de chaux, de soude et d'ammoniaque unis à un corps gras, une huile pyrogénée *sui generis*, une sorte de goudron empyreumatique et à du charbon, la suie, dis-je, a été proposée d'après d'anciennes formules populaires, comme spécifique antidartreux, par le docteur Blaud, de Beaucaire, qui a publié un Mémoire à ce sujet dans la *Revue médicale*, année 1834. M. Blaud conseille des lotions avec une décoction de deux poignées de suie dans 500 grammes d'eau et une pommade préparée avec parties égales de suie et d'axonge. Nous avons fait plusieurs essais avec cette pommade, qui ne nous a pas paru plus efficace que notre pommade alcaline de l'hôpital Saint-Louis. Si nous nous servions des lotions, nous emploierions pour dissoudre la suie, de préférence à l'eau commune, une solution alcaline qui épuise facilement la suie et en recèle tous les principes.

Nous préférons à tous ces remèdes la pommade *alcaline* ordinaire de l'hôpital Saint-Louis, comme topique, et comme médicament interne la tisane alcaline et dépurative que nous avons introduite comme boisson commune dans nos salles et qui se prépare par l'addition de 2 grammes de bi-carbonate de soude à un litre d'infusion de chicorée sauvage.

Nous faisons un fréquent usage des purgatifs salins dans les affections dartreuses accompagnées d'exhalation humorale plus ou moins abondante, telle que, l'*impetigo* et l'*eczema*.

Parmi les substances tirées du règne minéral que nous avons eu maintes fois l'occasion d'expérimenter, nous citerons : le plomb, le cuivre, l'antimoine, le zinc, le mercure, l'arsenic qui entrent dans beaucoup de préparations officinales ou magistrales usitées contre les affections dartreuses, soit comme topiques, soit même à l'intérieur;

Les sels de mercure (calomel, sublimé, précipités blanc et rouge, nitrate et acétate de mercure,) efficaces dans beaucoup d'affections cutanées chroniques (sans mélange aucun de vice syphilitique); et qui agissent, soit comme dérivatifs, soit comme stimulans

locaux , soit même comme cathérétiques ou causti-
ques ;

L'oxyde de cuivre, uni à une matière verte végétale,
qui fait la base du remède topique de *Kunckel*, mais
que cet empirique aidait ordinairement, dans ses
effets, par l'emploi des purgatifs à l'intérieur. Nous
avons vu souvent cet onguent cuivreux exaspérer les
éruptions eczémateuses, et nous ne saurions lui reconnaître de qualités réellement spécifiques.

Nous parlerons plus favorablement de la *calamine*,
oxyde de zinc natif, mélangé d'oxyde de fer, d'argile
et de matières terreuses, qui fait la base d'une préparation assez compliquée qu'un médecin anglais, *Turner*, a proposée à la fin du siècle dernier comme le
topique spécifique par excellence des dartres, sous le
nom de *cérat calaminaire*. Nous avons substitué au cérat
de pierre calaminaire de Turner une préparation
beaucoup plus simple, savoir : l'incorporation directe
de la pierre calaminaire porphyrisée au cérat (sans
eau) dans une proportion qui varie du quinzième
au trentième. C'est un excellent dessiccatif dans l'eczéma chronique ou *dartre squameuse humide* d'Alibert.

Le *nitrate d'argent* était devenu entre les mains de
ce célèbre dermatologue (surtout dans les dernières
années de sa pratique) une sorte de panacée qu'il
appliquait à toutes les éruptions chroniques, sous la
forme vulgaire de pierre infernale. Nous faisons aussi
un fréquent usage, soit de la pierre infernale, soit de
la solution plus ou moins concentrée du nitrate d'argent cristallisé dans l'eau distillée. Suivant le degré
de concentration, le mode d'application, et aussi sui-

vant l'irritabilité du sujet, le degré d'excitation de la partie malade et la période de l'éruption, ce topique agit comme styptique seulement, ou comme cathétérique, ou même comme véritable caustique. Nous ne l'employons guère que dans l'*eczéma partiel* et dans l'état chronique de l'éruption déjà combattue précédemment par un traitement interne et externe approprié.

Un topique dont nous faisons un usage beaucoup plus général et beaucoup plus habituel, c'est la liqueur de Labarraque ou solution de chlorure de soude. En ajoutant à l'eau la proportion d'un dixième environ de cette liqueur, nous obtenons un liquide détersif, siccatif et résolutif fréquemment applicable en lotions aux éruptions eczémateuses, prurigineuses et impétigineuses. Ces lotions calment la démangeaison quelquefois insupportable qui accompagne le plus souvent ces éruptions et favorise évidemment la résolution.

Les sédatifs et les astringens sont encore une classe de topiques à laquelle nous avons journellement recours. L'eau froide, qui doit être mise en première ligne dans cette classe, soit pure, ce qui est préférable, soit additionnée de quelques gouttes d'acétate de plomb liquide ou d'alcool camphré, l'eau de goudron, l'eau légèrement vinaigrée ou acidulée de jus de citron, sont employées par nous avec un grand avantage en lotions et en applications dans l'*eczema rubrum* des parties génitales et des membres inférieurs.

L'usage de ce topique demande d'ailleurs quelque prudence dans les cas que nous avons signalés comme pouvant s'accompagner d'accidens dits de rétrocession ou de répercussion. Ainsi nous avons vu l'eau froide employée pour combattre la cuisson et la démangeaison causées par un *eczema rubrum* des membres chez un jeune homme lymphatico sanguin, favoriser le développement d'une bronchite tenace et opiniâtre qui fit craindre pendant longtemps l'invasion de la phthisie pulmonaire. Nous avons rapporté ailleurs le cas plus grave encore d'une mort syncopale (précédée, dans les jours antérieurs, de quelques étouffemens), qui parut provoquée par l'usage d'applications de glace employée en désespoir de cause, pour calmer les démangeaisons intolérables provoquées par un *eczema rubrum* des parties génitales.

Heureusement de pareils effets sont rares, exceptionnels et peuvent être toujours prévenus par un médecin sage et prudent. En sorte qu'il se rencontre assurément dans la pathologie cutanée des cas auxquels on peut opposer avec succès l'eau froide, pourvu que, par une diète convenablement ordonnée, l'emploi méthodique des laxatifs et l'application bien entendue des règles de l'hygiène, on se mette en garde contre les accidens de perturbation ou de congestion qui pourraient succéder à l'emploi des agens répercussifs. C'est par cette méthode que j'ai guéri des *eczema* de diverses régions (mais notamment des membres inférieurs), des éruptions papuleuses, des couperoses qui avaient résisté aux remèdes spécifiques habituels ou même avaient été exaspérés par ses remèdes stimulans.

L'administration de l'eau froide extérieurement et intérieurement, combinée avec les sueurs et le régime, forme la base du traitement de Priessnitz, ce paysan de la Silésie autrichienne, dont les cures ont obtenu aujourd'hui une célébrité européenne.

Le premier j'avais tenté à l'hôpital Saint-Louis, de concert avec le docteur Wertheim, qui avait été témoin de quelques-unes des cures de Graeffenberg, le traitement hydrothérapique contre les affections dartreuses, et j'ai soumis au conseil général des hôpitaux, dans un rapport spécial, les résultats favorables de nos expériences.

Quoique ces expériences aient été répétées depuis, tant à l'hôpital qu'en ville, je n'oserais affirmer que la méthode hydrothérapique puisse suffire seule à la guérison complète de l'eczéma, du prurigo, du lichen, du psoriasis, etc.; mais je déclare qu'elle me paraît la médication la plus apte à compléter les cures entreprises par les traitemens ordinaires. Nulle méthode n'est plus propre à favoriser la dépuration du sang, et surtout à rétablir les fonctions importantes de la peau, qu'il est si difficile de réintégrer dans la plénitude de leur exercice à la suite des affections dartreuses un peu étendues.

Dans le traitement mis en usage par Priessnitz, on provoque la transpiration par un procédé simple et en quelque sorte naturel, qui consiste à retenir (au moyen de l'emmaillotement) la chaleur propre du corps, et lorsque la transpiration s'établit on entretient une sueur qui devient bientôt très abondante, en faisant boire de l'eau froide à doses répétées aux malades. Les lotions froides et le bain frais de quelques minutes qui succèdent, appaisent la chaleur, assouplissent et fortifient la peau, et sont bientôt suivis d'un sentiment de soulagement et de bien être. Le léger exercice que l'on prend ensuite et un repas simple, mais suffisamment substantiel, achèvent de rétablir le rhythme naturel des fonctions et de réparer les forces.

Les choses se passent autrement dans les procédés usités communément dans l'hôpital Saint-Louis pour provoquer la transpiration, pour nettoyer la peau des squames ou des croûtes qui peuvent la recouvrir dans les points malades, et enfin pour exercer sur ces mêmes régions une action résolutive. Les bains d'étuves généraux ou bains de vapeurs, dans lequels règne une température d'environ 3o degrés Réaumur, les fumigations sulfureuses ou aromatiques, déterminent une accélération de la circulation et de la respiration, et une excitation générale qui ne permettent pas de les administrer indistinctement à tous les sujets.

Les affections dartreuses étant très sujettes à récidives et paraissant généralement liées à une diathèse qui les entretient et peut amener d'autres accidens morbides, soit pendant qu'elles durent encore, soit après leur disparition, on croyait généralement à la fin du siècle dernier que ces accidens pouvaient être prévenus par l'application d'un vésicatoire ou d'un cautère.

Après avoir été d'un usage banal dans le traitement des affections dartreuses, les exutoires ont été presque complétement négligés par les dermatologues modernes. *Alibert*, et surtout *Biett*, non seulement ne les conseillaient presque jamais, mais encore proscrivaient presque toujours les vésicatoire ou les cautères que portaient leurs malades. Cet usage banal des exutoires tenait, en effet, il faut bien le reconnaître, à des théories humorales erronées, et était évidemment dégénéré en abus.

On peut dire d'une manière générale que chez les dartreux, les vésicatoires et les cautères ont des avantages fort incertains et des inconvéniens assurés. Rarement ils réussissent à déplacer le mal et presque toujours ils deviennent l'occasion du développement d'une éruption dartreuse autour de la région même où ils sont appliqués. Peuvent-ils, d'ailleurs, comme on le suppose communément, mettre à l'abri de ces accidens de *rétrocession* et de *répercussion* si redoutés par le vulgaire ? C'est une question que nous avons abordée dans un autre lieu (voir la *Revue médicale*, mai 1843; et la *Gazette médicale*, juin 1844), et que nous ne serions pas en mesure de résoudre d'une manière absolue. Bornons-nous à résumer notre opinion (qui repose d'ailleurs sur une expérience étendue et prolongée) en disant : 1° que la rétrocession et la répercussion, comme l'entend le vulgaire, est une source d'accidens fort rares et tout-à-fait exceptionnels; 2° que les exutoires, temporairement utiles, et agissant plutôt en pareil cas comme *révulsifs* que comme dérivatifs, ne nous paraissent plus d'aucune valeur, pour peu qu'ils aient eu de la durée et que l'économie s'y soit habituée.

Pour notre part, à l'imitation de nos célèbres prédécesseurs de l'hôpital Saint-Louis, il est bien rare que nous conseillions l'application d'un exutoire à demeure; mais, temporairement, nous avons quelquefois recours aux vésicatoires, soit dans l'espoir de déplacer, par une révulsion puissante, une affection dartreuse fixée opiniâtrement dans un siége incommode (comme les paupières, par exemple), soit dans le but de remédier à des accidens de fluxion viscérale qui paraissent avoir succédé à la dessiccation ou la disparition d'une affection dartreuse.

Dans presque toutes les formes dartreuses, le régime est d'une haute importance pour la guérison et surtout pour une guérison exempte de rechute. Nous avons eu occasion ailleurs, en traitant des causes générales des affections dartreuses, de signaler l'influence puissante des écarts de régime sur le développement de ces éruptions. Nous avons trouvé dans les écrits de *Lorry*, d'*Alibert*, de *Bateman*, ainsi que dans notre propre pratique, des exemples de cette influence déterminante. Ainsi, nous avons vu l'abus de la charcuterie provoquer le développement d'un *eczéma* du mont de Vénus; celui du café à l'eau produire un *eczema* des membres supérieurs; celui des spiritueux amener des éruptions pustuleuses, papuleuses, squameuses, etc. D'autre part, *Lorry* rapporte le cas d'une affection dartreuse du visage et des membres qui causait des démangeaisons insupportables, et que le seul usage de l'eau guérit chez un individu qui jusque-là avait usé en boisson habituelle d'un vin fort et généreux. J'ai vu moi-même la diète lactée guérir un pemphigus chronique, le régime froid triompher d'une affection papuleuse qui avait résisté à beaucoup de remèdes, etc.

Aussi, abstraction faite des cas où l'affection dartreuse est liée à une constitution scrofuleuse bien prononcée, l'abstinence du vin, du café à l'eau, des liqueurs, des épices, des mets stimulans de toute espèce, l'usage modéré des viandes, la nourriture végétale, le laitage, telle est la base du régime alimentaire qui doit être prescrit et continué pendant un certain temps après la guérison, en ayant égard toutefois aux forces du sujet, à son âge, à ses habitudes, à la susceptibilité de ses organes digestifs. Il ne faut pas oublier les deux faits cités par *Lorry*, de pustules dartreuses du visage guéries par l'usage modéré du vin chez deux savans qui s'abreuvaient d'eau pure, tout en se livrant avec ardeur à l'étude. De pareils exemples sont bien propres à rappeler au praticien que les règles les plus générales et les mieux établies de la thérapeutique souffrent encore des exceptions, et que leur application est toujours subordonnée dans la pratique aux indications individuelles que la sagacité du médecin doit s'efforcer de découvrir.

IX. — *Esthiomène du visage guéri.*

En 1844, j'ai eu l'honneur de présenter à MM. les membres de l'Académie royale de Médecine un exemple remarquable de guérison de *lupus* du visage (*esthiomène* d'Alibert) chez une jeune fille scrofuleuse âgée de vingt-trois ans. La face avait été dévorée par les ulcérations tuberculo-croûteuses rongeantes, et toute la portion charnue et cartilagineuse du nez avait été détruite par les progrès du mal, en sorte que cet organe se trouvait réduit à sa base osseuse. C'est pour un cas de ce genre que la *rhinoplastie* a été pratiquée pour la première fois en France, à notre époque, par feu *Delpech*, de Montpellier. J'ai vu un malade qui, en 1816, avait subi cette opération, mais chez lequel, malheureusement, les tubercules rongeans avaient reparu plus tard sur le nez de nouvelle formation.

La malade que j'ai présentée offrait le seul exemple que je pusse citer d'une guérison obtenue dans des circonstances aussi défavorables. En effet, outre les désordres produits par la maladie de la peau, il y avait eu des abcès scrofuleux au col, une carie à l'os de la pommette, une tumeur blanche de l'articulation du poignet droit qui avait laissé à sa suite une demi-luxation avec ankylose incomplète.

Toutes ces graves lésions ont guéri et le visage offrait des cicatrices blanches et de bonne nature.

Plusieurs modes de traitement avaient été tentés pendant les longues années écoulées depuis le commencement de la maladie.

L'iode à l'intérieur et à l'extérieur, les cautérisations avec le nitrate acide de mercure avaient échoué. Plus tard, le sirop de deuto-iodure ioduré avait produit des résultats si avantageux, qu'on avait pu un moment espérer arriver à la guérison.... Mais cette amélioration ne s'était point soutenue.

Enfin l'on a eu recours à l'huile de foie de morue, tant à l'intérieur qu'à l'extérieur : peu à peu le mal s'est de nouveau amélioré, et le traitement, continué avec persévérance pendant plus d'une année, a amené l'état de guérison qui a pu être constaté dans la séance académique du 22 octobre 1844.

Je dois ajouter pourtant que je ne partage pas l'enthousiasme des médecins des bords du Rhin pour ce remède préconisé par eux comme spécifique anti-scrofuleux; car il a échoué entre mes mains sur plusieurs sujets; mais, dans le cas présent, il a eu les honneurs de la cure.

On conçoit d'ailleurs que dans une affection aussi grave, aussi tenace, aussi sujette à récidive, le temps est un élément indispensable du traitement; il n'y a point de succès possible ni durable sans une longue patience et une persévérance infatigable (1).

X.

A cette rapide et succincte analyse de mes principaux travaux thérapeutiques, je dois ajouter la mention de la partie thérapeutique de mon *Traité des maladies de la peau* et de mon *Traité des maladies vénériennes*, ouvrages classiques dans lesquels je me suis attaché à donner le plus grand développement à tout ce qui concerne le traitement de ces maladies.

Laissant de côté les considérations générales qui règlent les indications qui servent de bases à ce traitement, et qui sont exposées avec soin dans les ouvrages cités, je rappelle ici en peu de mots quelques

---

(1) On trouvera les détails de l'observation qui précède dans le tome III de la *Revue médicale* (1844).

propositions thérapeutiques dont l'importance sera appréciée par tous les praticiens :

1° Pénétré des grands principes de l'hippocratisme que j'ai rappelés pour ma part dans un assez grand nombre d'écrits (1), j'insiste d'abord sur la nécessité d'un diagnostic précis et rigoureux qui permette d'embrasser d'un coup d'œil l'histoire complète de la maladie que l'on a sous les yeux, soit la *prognose hippocratique*.

2° Ce premier jugement porté, le médecin établit les indications, puis s'occupe de la recherche des agens thérapeutiques. Parmi ceux-ci il préfère les *spécifiques* dont l'expérience traditionnelle ou la sienne propre a proclamé l'efficacité.

3° Dans la *syphilis*, les recherches modernes ont ajouté au spécifique par excellence, le *mercure*, les préparations iodurées et notamment l'*iodure de potassium*, dont pour notre part nous avons pu, sur un très grand nombre de malades, constater les heureux effets.

4° Dans les *affections dartreuses*, l'ancienne réputation du *soufre* s'est soutenue jusqu'à notre époque et les

(1) *Réflexions sur la médecine moderne.* Paris, 1822. — *Mémoire sur les fièvres.* Paris 1825. — *Considérations générales sur l'hippocratisme et l'anatomisme.* Paris, 1833. — *Recherches et observations sur l'épilepsie.* Paris 1835. — *Leçon sur les névroses.* Paris, 1840. — *Thèse sur les altérations du sang.* Paris, 1840. — *Discours d'ouverture de la clinique de l'hôpital Saint-Louis*, Paris, 1840. — *Considérations générales sur les maladies de la peau.* Paris, 1843. — *Diagnostic et thérapeutique des maladies de la peau.* Paris, 1843. — *Classification et généralités des maladies de la peau.* Paris, 1845. — *Exposé critique des doctrines germaniques sur les maladies de la peau.* Paris, 1846.

modernes ont pu y ajouter pour certains cas déterminés les préparations alcalines, les préparations arsenicales et quelques autres, non pas, à la vérité, d'un usage entièrement nouveau, mais d'une application vague et incertaine qui a été précisée et régularisée par les recherches de nos prédécesseurs à l'hôpital Saint-Louis et par nos propres efforts.

C'est ainsi que les *chlorures* désinfectans de Labarraque sont devenus entre nos mains une sorte de panacée des affections prurigineuses (soit papuleuses, soit vésiculeuses);

C'est ainsi que la solution de *sublimé* est pour nous d'un usage journalier, en lotions et en applications sur la peau dans une foule d'éruptions chroniques;

C'est encore ainsi que nous avons adopté comme seule préparation arsenicale à l'intérieur, la liqueur du Dr Boudin.

Cette liqueur proposée par son auteur contre les fièvres d'accès, contient un centigramme d'acide arsénieux sur cent grammes d'eau distillée qui sont la dose journalière la plus habituelle. Je l'ai appliquée dans mon service au traitement des maladies de la peau graves et rebelles, comme infiniment préférable aux préparations infidèles et dangereuses connues sous les noms de solutions de *Fowler* et de *Pearson*. En effet, tandis qu'avec ces solutions trop chargées on provoque des accidens même avec un demi-centigramme de sel arsenical, une dose double (mais suffisamment étendue) peut être donnée de prime abord dans la liqueur que nous désignons sous le nom de *liqueur acide*. Seulement, il est bien important que cette solution soit bien faite dans un ballon chauffé à la lampe et qu'on ne se contente pas ou d'une solution incomplète à froid ou d'une solution favorisée par l'addition de la soude qui dénature le médicament.

5° Les eaux thermales dont nous avons été plus que personne à même d'étudier les effets thérapeutiques, soit dans les affections cutanées, soit dans beaucoup d'autres maladies chroniques, provoquent chez les sujets atteints de syphilis constitutionnelle des effets déjà signalés par d'habiles praticiens, mais qui ne sont point assez présens à l'esprit de tous les médecins. Plus d'une fois j'ai détourné de l'usage des eaux thermales et surtout des eaux thermales sulfureuses des malades traités de *syphilides* invétérées et auxquels on les avait conseillées comme propres à consolider une cure..., que leur action excitante et perturbatrice n'aurait fait qu'ébranler.

6° *Sydenham* proclamant les effets salutaires du *laudanum* dans beaucoup d'affections douloureuses, *Torti*, ceux du *quinquina* dans les fièvres pernicieuses, *Vanswieten* ceux de la solution de *sublimé* dans la *syphilis*, *Lorry* ceux des eaux thermales sulfureuses dans les affections dartreuses, ne sont-ils pas des exemples frappans de la prééminence que les médecins les plus savans et les plus disposés à reconnaître, d'une part, l'autocratisme de la nature, et d'autre part, les avantages d'une médecine savante et *rationnelle*..., ne peuvent cependant s'empêcher d'attribuer aux médications *spécifiques* !

Jenner découvrant la vaccine, l'homme bienfaisant transmettant à la civilisation européenne le quinquina fourni par l'indien sauvage, l'empirique des derniéres années du quinzième siècle forçant les médecins de son temps à reconnaître la spécificité du mercure..., voilà pour les savans comme pour le peuple des objets d'admiration et de reconnaissance!

Je ne crains pas de répéter ici en terminant cet opuscule, qu'à mes yeux la découverte du moindre remède spécifique est cent fois préférable aux systèmes thérapeutiques les mieux coordonnés et, en apparence, les plus rationnels..., lesquels trop souvent, et comme nous en avons eu à notre époque un exemple bien célèbre, fondés sur le raisonnement plutôt que sur l'expérience, font d'autant plus de mal qu'ils séduisent plus facilement les médecins par leur apparence scientifique!

LISTE DES TITRES ET TRAVAUX

DU

DOCTEUR GIBERT.

Réflexions sur la Médecine moderne (1822).

Mémoire sur les Fièvres (médaille de la Société de Médecine pratique, 1825).

Concours de l'Agrégation à la Faculté de Paris (1823 et 1826.) — Reçu *le premier* à ce second Concours.

Concours de Chirurgie au bureau central des hôpitaux.

Concours de Médecine, et reçu le second au second Concours en 1831.

Cours sur les Maladies de la peau (chaque été depuis 1827).

Médaille du Choléra en 1832.

Concours à la Faculté pour la chaire de clinique interne (1833).

Concours pour la chaire de pathologie interne (1840).

Collaborateur de la *Bibliothèque médicale* et de la *Revue médicale*, et auteur d'un grand nombre de Mémoires originaux, d'analyses, de comptes-rendus, variétés et articles divers de littérature et de bibliographie médicales, depuis 1825 jusqu'à ce jour (1).

Plusieurs lectures et présentations académiques de 1826 à ce jour.... dont quelques-unes sont indiquées dans *ces fragmens* de thérapeutique. Parmi les plus récentes : communications, lectures, présentations relatives à la *Morve* chez l'homme (1840), aux *Syphilides* (1840 et 1841), à la *Lèpre* (1841), à la *Pellagre* (1842 et 1843), aux généralités étiologiques et thérapeutiques des *Maladies de la peau* (1842, 43, 44, 45 et 1846).

Lecture sur l'action thérapeutique des *spécifiques mercuriels* dans les maladies de la peau et la syphilis (1846).

Auteur de Traités spéciaux sur les maladies de la peau et la maladie vénérienne.

Médecin de l'hôpital Saint-Louis en 1840.

Membre de la Légion-d'Honneur en 1838.

Secrétaire-général de l'association des médecins de Paris depuis 1833.

Membre de la Société de Médecine du département de la Seine depuis 1842 (2).

---

(1) J'ai inséré aussi des articles dans la *Gazette médicale*, le *Journal des Connaissances médico-chirurgicales* et le *Bulletin de thérapeutique*.

(2) Voir en outre la liste des travaux mentionnés dans la note placée au bas de la page 47 de ces fragmens.

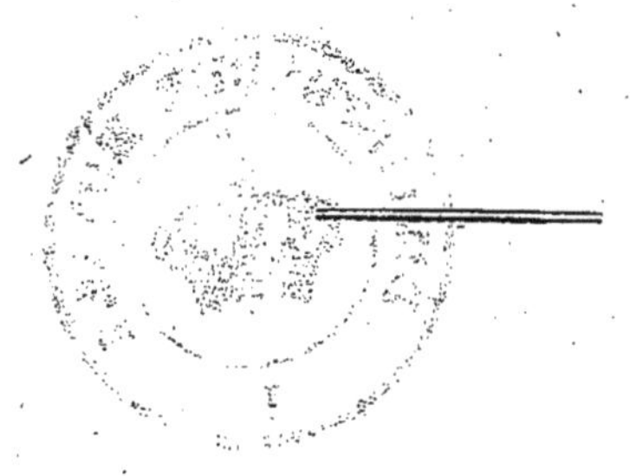

TABLE DES MATIÈRES.

	Pages.
Candidature.	5
Action thérapeutique de la saignée générale et locale.	6
Traitement des accidens causés par la rétention des matières stercorales.	8
Impuissance de la thérapeutique *rationnelle;* la cause du mal persistant.	12
Mémoire sur les Syphilides.	14
Usage thérapeutique du sirop de deuto-iodure ioduré.	16
Usage thérapeutique de l'iodure de potassium.	19
Thérapeutique des ulcérations du col de l'utérus.	20
Thérapeutique de certaines névroses utérines.	20 et 26
Action thérapeutique de l'alcoolé tannique.	22
Traitement de l'ulcère vénérien du col de l'utérus.	23
Thérapeutique des maladies de la peau.	25 et 32
Procédés hydro-thérapiques et régime froid	29 et 40
Résumé thérapeutique.	46
Liste des titres et travaux de l'auteur.	50